DES APPLICATIONS

DE LA

MÉTHODE ANALYTIQUE

A L'ÉTUDE

DE LA THÉRAPEUTIQUE THERMALE

PAR

Le Dr Max. DURAND-FARDEL,

Membre de l'Académie de Médecine, médecin consultant à Vichy.

PARIS,

RUEFF et Cie, éditeurs,

106, BOULEVARD SAINT-GERMAIN, 106.

1890

DES APPLICATIONS

DE LA

MÉTHODE ANALYTIQUE

A L'ÉTUDE

DE LA THÉRAPEUTIQUE THERMALE

PAR

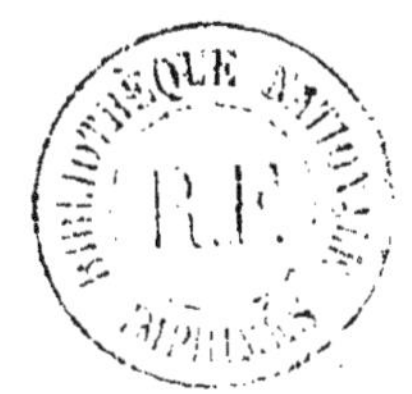

Le Dr Max. DURAND-FARDEL,

Membre de l'Académie de Médecine, médecin consultant à Vichy.

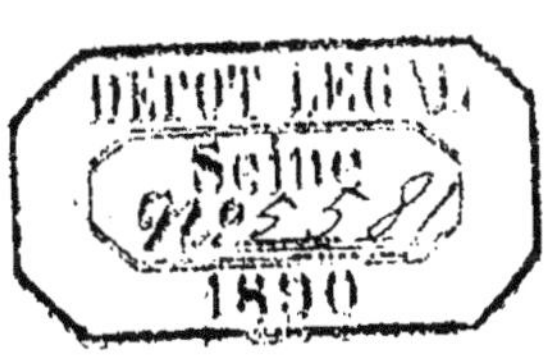

PARIS,

RUEFF et Cie, éditeurs,

106, BOULEVARD SAINT-GERMAIN, 106.

1890

DES APPLICATIONS

DE LA MÉTHODE ANALYTIQUE

A L'ÉTUDE

DE LA THÉRAPEUTIQUE THERMALE

La Thérapeutique contemporaine est basée à peu près exclusivement sur l'analyse : analyse des agents médicamenteux, analyse de leurs actions physiologiques.

L'analyse des agents médicamenteux a pour objet d'y retrouver et d'en séparer le principe dans lequel se résument leurs actions physiologiques et par suite leurs actions thérapeutiques. Grâce à la sûreté des procédés de la chimie actuelle, cette recherche aboutit en général à des résultats précis ; elle permet ainsi de se livrer à l'expérimentation d'un principe défini, qui, alors même qu'il n'a pas absorbé en lui-même la somme totale des actions d'un produit composé, n'en reproduit pas moins les propriétés essentielles à leur plus haute puissance.

Il n'en est plus de même des actions physiologiques, guide logique des actions thérapeutiques, que l'analyse expérimentale a pour objet de rechercher et de déterminer. Sans doute, quand il s'agit d'actions circonscrites à quelque organe ou à quelque système distinct, on peut arriver à des résultats précis et manifestes. Et encore trouvons-nous bien des sujets d'indécision et de désaccord dans les effets de médicaments spéciaux, du cœur ou du rein par exemple.

Mais lorsqu'il s'agit de questions d'un ordre plus complexe et plus général, de celles, par exemple, qui s'adressent directement aux phénomènes de l'assimilation, alors l'analyse expérimentale rencontre à chaque instant des sujets de confusion et de contradiction. Il n'est guère de résultat analytique auquel ne vienne s'opposer un résultat contraire. Et nous avons pu voir soutenir avec la même autorité, et des raisons en apparence aussi convaincantes, que le diabète est la conséquence d'un retardement, ou au contraire d'une accélération, dans le processus de la nutrition. Ce qui n'a pas du reste changé grand'chose au mode de traitement généralement accepté pour le diabète, lequel traitement semblerait alors devoir être taxé d'empirique.

La cause de ceci est que la nutrition, sans parler de la profondeur et du silence des milieux où elle s'opère, met en jeu en même temps toutes les forces chimiques, physiques et vivantes de l'économie.

Il paraît naturel d'appliquer cette même méthode analytique à la thérapeutique des eaux minérales. Mais ici la difficulté se retourne : ou du moins, si elle demeure nécessairement la même au sujet des actions physiologiques exercées par les eaux minérales, elle se retrouve plus complète, et, en apparence au moins, plus insoluble, s'il s'agit de l'analyse du médicament.

Qu'est-ce, en effet, qu'une eau minérale, c'est-à-dire telle qu'elle apparaît à nos yeux ?

C'est un agrégat de principes chimiques, qui se sont associés avec des caractères et dans des proportions déterminées, durant la migration de l'eau minérale d'une profondeur quelconque du globe terrestre à sa superficie.

L'analyse chimique vient rompre cette association, déjà compromise dans une mesure variable dès que s'est trouvé abandonné le milieu où elle régnait.

L'analyse isole chacun des éléments dont elle se composait, et les met sous nos yeux munis d'une étiquette particulière. Voilà tout ce que nous pouvons en percevoir.

Ce serait une erreur de penser qu'une telle analyse, résultat d'opérations purement artificielles, nous apporte une image fidèle de ce qu'est en réalité une eau minérale : je ne parle pas seulement des principes ignorés aujourd'hui, que leur long passage à travers les couches superposées du sol auront pu y incorporer, et que des analyses plus subtiles pourront y discerner.

Nous ne connaissons pas les réactions moléculaires que

ces principes auront pu exercer les uns sur les autres, depuis leur formation dans les régions les plus profondes, voisines peut-être du feu central, jusqu'à leur apparition à la superficie, après avoir subi des températures et des pressions incalculables. Et il nous est bien permis de rapprocher ces conditions inimitables de ces actions sur l'organisme, si particulières à l'apparition des eaux minérales, et qui vont s'amoindrissant à mesure qu'on s'en éloigne, de telle sorte qu'une *médication*, puissante et inexpliquée encore, fasse successivement place à des *médicaments*, composés sans doute, mais qui ne nous fournissent qu'une addition à la matière médicale commune.

Je ne fais pas allusion à ces qualités supposées qui sembleraient revêtir un caractère dynamique, et que l'on a cherché à exprimer en attribuant aux eaux minérales une sorte d'organisation qui se rapprocherait d'une vie élémentaire, grâce à la superposition d'éléments à proprement parler organisés. On entre à ce sujet dans un champ d'hypothèses qui ne doit pas trouver place ici.

Il faut se rappeler que, dans nos aliments, matière essentiellement composite, le système ne retient qu'un petit nombre de principes utilisables, c'est-à-dire propres par eux-mêmes à l'entretien et à la rénovation de nos tissus. Et lorsqu'on a essayé de réaliser une alimentation effective avec l'usage exclusif de ces mêmes principes, préalablement isolés, on n'a pu y réussir. Il est donc nécessaire que ceux-ci pénètrent dans l'économie accompagnés ou enveloppés, en bien plus grande proportion, d'autres principes inertes en apparence, c'est-à-dire dont l'utilisation paraît négative.

Il paraît probable qu'il en est de même pour les eaux minérales : les principes saillants qui les caractérisent et semblent y dominer l'action thérapeutique ne devraient effectivement ce que j'appellerai leur puissance thermale qu'au voisinage de principes multiples, peu actifs ou inactifs par eux-mêmes, mais qui leur apporteraient une contribution comparable à celle des agents secondaires ou inertes de l'alimentation.

Prenons des exemples dans les trois grandes classes d'eaux minérales, que l'on peut appeler ainsi, en raison

du caractère de leur dominante et de leurs actions thérapeutiques : les bicarbonatées sodiques, les sulfurées et les
chlorurées.

Pour les *bicarbonatées sodiques*, je m'arrêterai au type de
Vichy. Ici la prédominance du bicarbonate de soude est un
fait capital : $4^{gr},8$ sur $7^{gr},9$ de minéralisation. L'acide carbo-
nique y tient également une grande place : mais une partie
en est fugace, et le reste sert à peu près exclusivement à
maintenir les différentes bases à l'état soluble. Si nous en
retirions idéalement le bicarbonate de soude, l'eau de Vichy
n'existerait plus. Pourrait-on en dire autant du bicarbonate
de strontiane, $0^{gr},003$? Non assurément. Mais on peut bien
admettre que c'est à l'association des onze composés
binaires qui l'accompagnent que sont dues les actions
thérapeutiques considérables effectuées sous la raison
bicarbonate de soude.

Le bicarbonate de soude est par lui-même un médicament effectif et très usité. En dehors des actions qu'il
exerce sur le fonctionnement digestif, il est encore em-
ployé au même titre que l'eau de Vichy, dans le diabète
par exemple et dans les états uratiques, et même la gravelle
urique, où son action immédiate est souvent aussi sensible
que celle de l'eau minérale elle-même. Mais que sont ces
applications restreintes rapprochées de celles du traitement
thermal de Vichy ? Qu'obtiendrait-on du bicarbonate de
soude dans les affections du foie, la lithiase biliaire, les
engorgements abdominaux de toutes sortes, la goutte, la
gravelle urique franchement diathésique, et dans toutes
sortes d'états constitutionnels rattachés à la diathèse urique
(uricémie), où la médication thermale de Vichy rend de si
grands services ? Enfin, quelle trace retrouverons-nous,
dans l'emploi du bicarbonate de soude, de l'action reconstituante du traitement thermal de Vichy si frappante, par
exemple, dans les cachexies des pays chauds ?

Dans les eaux *sulfurées*, le principe dominant, dominant
non plus par sa proportion, mais par son caractère, n'est
pas moins accusé, en dépit de son altérabilité extraordinaire
et de ses transformations. Mais, quelles que soient les formes
qu'il revête, soufre, sulfures, sulfites, hyposulfites, hydro-

gène sulfuré, le soufre est toujours là, élément aussi essentiel que le bicarbonate de soude dans les bicarbonatées sodiques. Or, si nous retrouvons, dans les applications maîtresses des eaux sulfurées aux affections de l'appareil respiratoire et aux dermatoses, un reflet de l'emploi du soufre dans la thérapeutique commune, il n'est pas nécessaire d'insister sur l'impuissance de ce médicament isolé vis-à-vis des nombreuses et considérables applications de la médication thermale sulfurée, applications de surfaces et applications constitutionnelles.

Si le bicarbonate de soude et le soufre nous représentent par eux-mêmes des médications effectives, nous ne trouvons plus que difficilement dans les *chlorurées sodiques* une médication pareillement définissable par ses analogies. Ici le principe dominant existe à des doses massives et inconnues ailleurs; et celles-ci paraissent nécessaires à sa pleine activité, mais cependant non pas indéfiniment nécessaires, car je ne crois pas qu'il faille considérer comme une supériorité la minéralisation excessive de Salies (240^{gr} de chlorure); ce serait plutôt le contraire. On sait quelle est l'importance du rôle du chlorure de sodium dans l'alimentation et l'évolution des êtres organisés, mais on ne saurait lui attribuer une place bien définie dans la matière médicale, en dépit de certaines tentatives. Et cependant, soit les chlorurées froides, soit les chlorurées thermales, médications spécialement ou exclusivement balnéaires, nous montrent les actions thérapeutiques les plus formelles, constitutionnelles ou résolutives, sous les formes les plus profondes de la scrofule comme sur les déterminations les plus matérielles du rhumatisme, si on laisse ce nom à tant d'espèces d'arthrites qui l'ont usurpé. Il est vrai que les bromures se joignent généralement aux chlorures, mais toujours dans de très faibles proportions.

Maintenant, circonstance remarquable, dans une eau minérale quelconque, que le soufre apparaisse, ou que le chlorure ou le bicarbonate de soude excède ces proportions banales en apparence, qui paraissent les réduire à un rôle simplement contingent, aussitôt vous voyez poindre des appropriations, légères quelquefois, mais toujours sen-

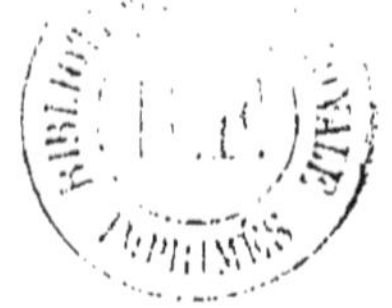

sibles, aux états constitutionnels qui relèvent de la médication sulfurée, ou chlorurée, ou bicarbonatée sodique.

Nous voici donc en face de principes dont la signification s'impose à nous, mais se refuse à une interprétation que ne nous fournit pas davantage leur entourage.

Cependant, il ne faudrait pas généraliser ceci d'une manière trop absolue.

Le fer, par exemple, marque sa note dans une eau minérale quelconque, tout en ne faisant qu'y ajouter un élément d'indications particulières, comme on le voit pour les sources ferrugineuses de Vichy. Quant à la plupart des eaux dites ferrugineuses dans la classification, ce sont des eaux froides, autant hygiéniques que thérapeutiques, de faible minéralisation, où le fer à l'état de bicarbonate s'accompagne simplement d'un peu de bicarbonate, sodique quelquefois, presque toujours calcique : elles ne représentent guère que des médications exclusivement ferrugineuses, sauf des propriétés [digestives plus ou moins accentuées. Je ne parle pas des ferrugineuses sulfatées, forme très inférieure à celle des bicarbonatées.

Il semble qu'on en pourrait dire autant de l'arsenic, au point de vue de la mise en saillie de ce principe. Lorsque, il y a quelques années, son existence a été reconnue dans l'eau de la Bourboule, une influence peut-être un peu exagérée lui a été aussitôt attribuée, et la Société d'Hydrologie peut se rappeler les discussions animées qui eurent lieu alors entre le Mont-Dore et la Bourboule, au sujet du caractère arsenical respectif de l'une et de l'autre de ces deux stations. Les médecins de la Bourboule semblèrent même un instant oublier les appropriations les plus légitimes de cette intéressante station, pour ne plus envisager que sa qualité arsenicale.

Mais la part de l'arsenic aux actions des eaux minérales n'est pas toujours bien saisissable. C'est ainsi qu'à Vichy la proportion de $0^{gr},002$ d'arséniate de soude n'a jamais été mise en relief. Et je crois que l'on serait fort embarrassé de constituer logiquement une classe d'eaux arsenicales, comme on l'a proposé.

L'iode tient une place très secondaire dans la minéralisation des eaux. Celles de Challes paraissent, chez nous, les seules où l'iode se retrouve en proportion réellement thérapeutique ($0^{gr},01235$ iodure de sodium). C'est là une marque intéressante de cette station et qui lui assigne dans le traitement de la scrofule une place assez distincte de celle des chlorurées, si spéciales sur ce sujet. Doit-elle à cette circonstance des qualités supérieures à ces dernières? Je ne le pense pas. C'est une médication différente. Il faut remarquer, en outre, que l'usage des eaux de Challes est surtout interne, tandis que c'est une médication externe qui domine absolument dans l'emploi des chlorurées, de sorte que, dans ces états à longue portée, on peut concevoir parfaitement l'usage successif et combiné de l'une et de l'autre médication.

Quant à la lithine que, depuis quelques années, on recherche avec empressement dans les eaux minérales pour la mettre en valeur, c'est à proprement parler un excellent succédané de la soude, dont il est peut-être assez difficile de la séparer en thérapeutique thermale. L'absence de la lithine avait été signalée jusqu'alors dans les eaux de Vichy dont les actions sont si marquées dans le champ de ses appropriations.

Un pharmacien distingué de Vichy, M. Mallat, proteste contre cette exclusion. Il a reconnu et dosé la lithine dans toutes les sources de Vichy à l'aide du procédé de M. Mayer. Il signale $0^{gr},005$ de carbonate de lithine dans l'eau de la Grande-Grille (1).

Je ne parlerai pas du fluor dont l'apparition récente n'a pas encore pris la place que quelques-uns de nos confrères penseraient pouvoir lui attribuer.

Nous trouvons maintenant, en suivant la nomenclature de la classification, des eaux minérales d'un tout autre caractère que les précédentes.

D'abord les *sulfatées*. Je ne parle pas des sulfatées sodiques ou magnésiques, lesquelles n'appartiennent pas à la médication thermale, et fournissent seulement de bons médicaments laxatifs, mais des sulfatées calciques.

---

(1) MALLAT, *Recherche et dosage de la lithine dans les eaux minérales de Vichy*, 1882.

C'est le sulfate de chaux qui est leur principe dominant. Ici deux groupes se présentent : les sulfatées calciques froides et les sulfatées calciques thermales.

Le sulfate de chaux n'est pas un médicament : bien plus, sa présence dans les eaux potables est nuisible, et rend les eaux séléniteuses impropres à une bonne alimentation. Et cependant nous voyons, dans une région intéressante des Vosges, toute une série d'eaux parallèles où le sulfate de chaux se prête à un traitement interne dans des proportions inusitées ailleurs. Faut-il attribuer une semblable tolérance à l'accompagnement d'une certaine proportion de bicarbonate, également calcique? Rien dans la minéralisation connue de ces eaux n'est propre à nous mieux éclairer sur ce point.

Il n'est pas besoin de rappeler que ces eaux minérales, dont nous retrouvons un pendant à Capvern, dans les Pyrénées, possèdent une spécialisation particulière relativement aux maladies de l'appareil urinaire, spécialisation que l'on a cherché à étendre sur d'autres sujets, sans que la légitimité d'une telle extension paraisse bien démontrée.

Quant aux sulfatées calciques thermales, elles fournissent, au contraire, des médications spécialement externes, à caractère généralement sédatif, et dont les indications tendent à se confondre avec celles des indéterminées.

Les eaux minérales *indéterminées*, que j'ai dénommées ainsi parce qu'elles échappent aux déterminations basées sur la constitution chimique des eaux minérales, et parce qu'il est impossible de déterminer leurs appropriations d'après cette même constitution, fournissent assurément le type le plus curieux de la médication thermale.

Ces eaux n'offrent à l'analyse, et dans des proportions infiniment réduites, quelquefois inférieures à celles d'eaux douces et potables, que quelques-uns de ces principes auxquels j'ai cru ne pouvoir attribuer qu'un caractère purement contingent. Il n'y a pas lieu, en effet, de s'arrêter à quelques légères apparences d'arsenic, de fer ou de manganèse que l'on retrouve dans quelques-unes. Et, cependant, ces mêmes eaux minérales, dont les types sont infiniment plus nombreux en France que partout ailleurs, possèdent des appropriations thérapeutiques spéciales, et, dans leur ensemble, communes entre elles, qui leur assignent des spécialisations très formelles et très précieuses.

Il est vrai qu'on n'y rencontre plus ces actions constitutionnelles et résolutives que les classes précédentes témoignaient d'une façon si énergique. Elles paraissent agir principalement sur le système nerveux, à titre de sédatives ou d'équilibrantes. Mais on y retrouve cependant, chose remarquable, des traces notables de l'action excitante, et de l'action reconstituante, qui sont les caractères les plus généraux de la médication thermale.

On ne saurait trop recommander de méditer les leçons fournies par les eaux *indéterminées*, alors que l'on cherche à pénétrer les véritables caractères des eaux minérales et de la médication thermale.

Quelles conclusions peut-on tirer des observations que je viens de présenter, et qui auraient pu facilement se prêter à des développements infiniment plus étendus.

On se trouve ici en présence d'une véritable antinomie.

Veut-on reconnaître une relation directe entre la composition chimique des eaux minérales et leurs actions thérapeutiques? Les exemples à l'appui ne feront pas défaut.

Veut-on, au contraire, soutenir que leurs actions thérapeutiques échappent à toute corrélation précise avec leur constitution chimique, telle du moins que nous la connaissons? On ne sera pas embarrassé de trouver sur quoi appuyer un semblable point de vue.

J'ai voulu exposer en raccourci les pièces du procès.

Ce qu'il me paraît possible d'en déduire d'abord, c'est qu'une eau minérale quelconque représente un tout dont il n'est permis, pour l'étude analytique des effets qui s'y rapportent, d'en détacher aucune des parties dont elle se compose.

Je ne prétends pas que toute recherche relative aux actions distinctes de chacun de leurs éléments constitutifs doive être, *à priori*, bannie d'une manière absolue. Mais je puis affirmer que l'on ne reproduira jamais ainsi les actions réelles d'une eau minérale, et que les moindres inconvénients de ces recherches seront de ne fournir que des résultats incomplets, s'ils ne sont le plus souvent inexacts.

C'est à leur naissance même, et alors qu'elles sont dans leur pleine intégrité, qu'il faut étudier, et que l'on peut reconnaître, les actions véritables des eaux minérales. Transportées à n'importe quelle distance, elles ne sont déjà plus elles-mêmes ; à plus forte raison doit-on s'abstenir de rien conclure d'après leurs dérivés, comme il a été fait récemment, avec beaucoup de conscience, je le reconnais, à l'aide des sels extraits d'une eau minérale étrangère.

Mon intention a été d'appeler l'attention sur une direction d'étude qui me paraît devoir dominer toute l'Hydrologie médicale. La première obligation de la méthode analytique est de s'abstenir de dénaturer les types sur lesquels elle s'exerce.

Paris. — Imp. Gauthier-Villars et fils, 55, quai des Grands-Augustins.

www.ingramcontent.com/pod-product-compliance
Ingram Content Group UK Ltd.
Pitfield, Milton Keynes, MK11 3LW, UK
UKHW020125100726

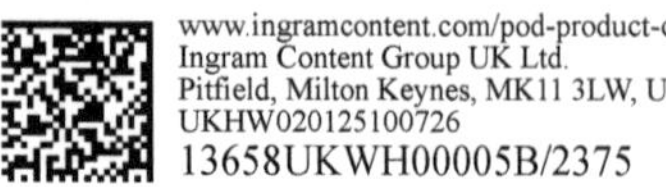
13658UKWH00005B/2375